Fallou.

COUP-D'ŒIL

SUR

LE CHOLÉRA.

DE L'IMPRIMERIE DE Ve THUAU,
Rue du Cloître Saint-Benoît, n° 4.

COUP-D'OEIL

SUR

LE CHOLÉRA,

OÙ

ON TRAITE LA QUESTION

LE CHOLÉRA EST-IL UNE GASTRO-ENTÉRITE?

PAR **L. FALLOT,**

Docteur en médecine, médecin principal de l'armée belge, etc.; envoyé par M. le ministre de la guerre à Londres et à Paris pour y étudier le choléra.

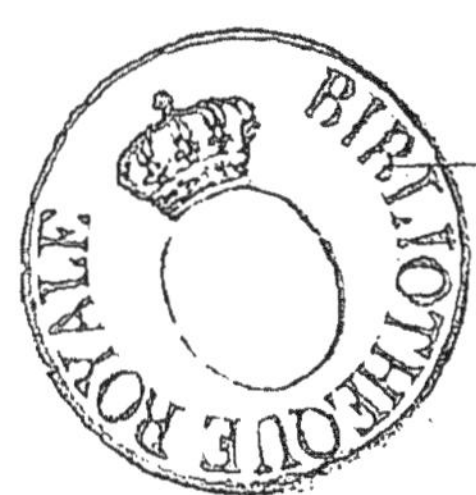

PARIS.

CROCHARD, LIBRAIRE-ÉDITEUR,
RUE ET PLACE DE L'ÉCOLE DE MÉDECINE, N° 13.

BRUXELLES, CHEZ TIRCHER.
GAND, DUJARDIN. — LIÉGE, J. DESOER.

1832.

COUP-D'OEIL

SUR

LE CHOLÉRA.

Honoré par mon gouvernement de la mission d'aller étudier le choléra, j'ai vu successivement cette cruelle maladie à Londres et Paris. Il est inutile de dire qu'elle était identiquement la même dans ces deux endroits ; sur ce point il n'y a aucune contestation. J'ai visité un grand nombre de cholériques, tant dans les établissemens publics que dans les maisons particulières; j'ai assisté à beaucoup d'autopsies cadavériques ; j'ai vu employer une innombrable quantité de moyens curatifs ; j'ai entendu beaucoup de dissertations sur les causes et la nature du fléau ; j'ai peu lu jusqu'à présent, non-seulement par défaut de temps, mais encore par la crainte de me laisser influencer par l'autorité d'un nom, et de compromettre ainsi l'indépendance de mes opinions. Je suis parvenu par une méditation approfondie sur tout ce que j'ai vu et entendu, à me former du choléra une idée que je ne *sache* pas être celle d'aucun autre médecin, mais que je crois plus en rapport avec les faits que celles dont j'ai connaissance. Je crois de mon devoir de la communiquer brièvement à mes confrères avant mon départ de Paris, et de contribuer ainsi, autant qu'il est en moi, à la découverte de la vérité et au soulagement de l'humanité souffrante.

Je ne chercherai pas à suivre la marche du choléra depuis l'Indoustan jusqu'en Angleterre en passant par la Russie et la Pologne, mais ce que je puis assurer, comme m'étant parfaitement connu, c'est qu'il existait et avait fait plusieurs victimes à Calais, dans la partie de la ville, dite le Courgain, avant d'éclater à Paris. Je tiens ce fait de la bouche d'un médecin, qui lui-même avait visité les malades avant de venir nous rejoindre à Londres le 25 mars dernier.

Je ne crois pas devoir insister davantage sur la description des symptômes propres au choléra ; on les trouve parfaitement décrits dans tous les traités sur cette matière. Je dirai seulement, que ceux qui me semblent caractéristiques et tellement propres à cette forme de maladie qu'à leur existence se rattache pour moi son idée, sont : la défaillance toujours croissante de la circulation avec effacement des mouvemens du cœur et des artères, et abaissement correspondant de la température du corps en procédant des extrémités au centre; la couleur ardoisée, brunâtre, noirâtre de la peau ; le vomissement et les déjections d'un liquide extrêmement abondant, d'ordinaire blanchâtre, floconneux, justement comparé à l'eau de riz épaisse, souvent rosé, quelquefois couleur chocolat, et même lie de vin; les crampes dans différentes parties du corps ; et avec cela une expression particulière des traits de la face, résultant de l'enfoncement des yeux, du creusement des joues et de l'étirement des traits : expression si frappante et si hideuse, qu'il suffit de l'avoir une seule fois rencontrée pour ne plus jamais l'oublier et ne la confondre avec aucune autre.

L'enrouement de la voix a encore quelque chose de particulier, et si la spécialité du son de la toux dans le croup l'a fait avec raison appeler toux *croupale*, il me semble également juste de donner à cet enrouement l'épithète de *cholérique*. J'aurais ajouté à ces symptômes le froid glacé de la langue et de l'haleine, avec teinte ardoisée de cet organe, mais on l'a remarqué dans d'autres maladies, et pour ma part je l'ai très fréquemment observée dans l'épidémie dysentérique qui a régné à l'hôpital de Namur pendant l'hiver dernier.

Un phénomène dont je n'ai pas encore entendu les médecins faire mention, soit qu'ils ne l'aient pas observé, soit qu'il n'ait pas frappé leur attention, et que j'ai rencontré plus d'une fois, c'est l'exaltation de la sensibilité cutanée pendant la période algide. J'avais vu à Londres l'application de l'air chaud produire la plus insupportable ardeur, la cuisson la plus pénétrante, et à l'Hôtel-Dieu j'ai rencontré une jeune fille, sur la peau de laquelle je ne pouvais pas promener la main, même très légèrement, sans lui arracher des cris. Cette remarque n'est pas sans importance, elle prouve quelle opposition d'action existe souvent dans les différens centres nerveux, et combien est inexacte cette expression, dont si souvent j'entends faire usage : *le choléra frappe d'atonie toute l'énergie vitale.* Mais je reviendrai sur ce point.

On se représente généralement la peau du cholérique sèche, crispée, rugueuse; cet état, qui existe souvent, est loin d'être constant; quelquefois, au contraire, la peau est couverte d'une sueur gluante, froide, visqueuse, excitant chez l'explorateur une sensation pareille à celle que donnerait la peau d'une grenouille.

Il s'en faut de beaucoup encore, quoiqu'on le redise

sans cesse, que la vessie du cholérique soit toujours vide et rétractée. Je l'ai vue à Londres et à Paris pleine d'urine, tendue, soulevant l'hypogastre. Cette circonstance cependant n'a été observée que chez ceux des cholériques, où la maladie avait duré plusieurs jours et chez qui les évacuations intestinales n'étaient ni fort abondantes ni fort liquides.

Mais si on est généralement d'accord sur l'identité du choléra asiatique et européen, et sur les signes auxquels on reconnaît son existence, il n'en est pas de même sur sa nature. Je n'énumérerai pas ici toutes les opinions que j'ai entendu émettre sur ce point; la plupart, ou les principales au moins d'entre elles, sont imprimées et sous les yeux du public; il les jugera.

Je ne sais si je me trompe, ou cette divergence d'opinion provient de ce que dans l'investigation de cet état de maladie, on ne rattache pas assez les symptômes aux lésions organiques qu'ils représentent, qu'on ne se pénètre pas assez de cette vérité éternelle, qu'une fonction ne peut être troublée sans dérangement de l'instrument auquel son accomplissement est confié, de ce qu'on a rapporté à une modification morbide unique ce qui est dû à plusieurs, et de ce qu'on s'est laissé séduire par des opinions préconçues plutôt que guider par l'observation.

Je ne saurais me familiariser avec l'idée de ne voir dans le choléra qu'une inflammation de la muqueuse gastro-intestinale. L'admission de cette hypothèse serait en opposition directe avec tout ce que nous savons et avons professé jusqu'à ce jour des symptômes caractéristiques de la gastro-entérite. En effet, je cherche vainement dans la *phase algique* rougeur, effilement, sécheresse de la langue, chaleur âcre de la peau, accélération du pouls. Je n'y trouve pas davantage ces irritations sympathiques des centres nerveux supérieurs dont la gastro-entérite grave est toujours accompagnée. A-t-on recueilli un seul exemple de cette phlegmasie, parmi le grand nombre de ceux dont la défense de l'école physiologique a amené la publication dans les dernières années, où l'on ait observé une sur-sécrétion analogue en quantité ou en nature à celle que, sans aucune exception, tous les cholériques présentent? Est-ce le propre des phlegmasies des membranes muqueuses de s'annoncer par un excès de sécrétion ; leur suppression n'en accompagne-t-elle pas, au contraire, le début? Je ne découvre, en vérité, dans le choléra (je parle de la période bleue) aucun signe de *gastro-entérite*. Croirait-on en trouver dans la pesanteur stomacale, les flatuosités, l'inappétence qui précède l'invasion du choléra? Ces symptômes de dérangement fonctionnel attestent bien une lésion dans l'action de l'appareil digestif, mais peuvent dépendre aussi-bien de sa sous-excitation que de l'état contraire ; dans le dévoiement ou la diarrhée précurseur du choléra? mais ils n'indiquent rien de plus qu'un accroissement d'action dans les organes sécréteurs du tube digestif, et plus particulièrement de la portion inférieure, et nullement l'inflammation gastro-intestinale. Me dira-t-on que la soif inextinguible en est un? Je le nie : ce symptôme n'est nullement pathognomonique de l'inflammation gastro-entérique, car on le rencontre partout où, sans l'intervention d'un travail phlegmasique, le sang est brusquement dépouillé de son sérum, dans le diabètès, les hydropisies, après de copieuses sueurs. Parlera-t-on du sentiment intérieur d'ardeur, de brûlure rapportée à l'épigastre? Mais ce signe, derechef, n'est rien moins que propre aux gastro-entérites. Dans des cas fort intenses de ces affections on le voit manquer complètement, ainsi que M. Broussais l'a le premier remarqué et démontré. On l'observe en revanche dans plusieurs névroses stomacales sans mélange d'inflammation. Arguera-t-on des rougeurs dont la muqueuse gastro-intestinale est le siége après la mort? Mais d'abord leur présence n'est pas constante. Je ne doute pas de la vérité des allégations de ceux qui disent les avoir toujours rencontrées; mais je demande à jouir à mon tour de la confiance que je leur accorde, et j'affirme que deux fois à Londres, en examinant des cadavres de cholériques, l'un mort cinq heures, l'autre à peu près quinze après l'invasion, je n'ai trouvé aucune rougeur. Des anatomistes distingués de Paris, parmi lesquels je citerai M. Andral fils, m'ont assuré que pareille chose leur était arrivée. De l'absence de cette rougeur, après la mort, je ne veux nullement inférer qu'il n'en a pas existé pendant la vie. Je conçois parfaitement que l'absorption puisse se faire alors que l'exhalation a cessé; mais j'insiste sur la vérité de mon dire que j'ai rencontré des intestins de cholériques sans rougeur.

Cependant, et en admettant qu'elle existe toujours, s'ensuit-il que cette rougeur bleue, violette, noire, que j'ai souvent vue dans le cadavre des cholériques, soit toujours le produit de la phlegmasie? Quoi! lorsque tous les capillaires externes du corps sont pénétrés de sang veineux les internes n'éprouveront-ils aucune infiltration semblable (1)! La suffusion noirâtre que présente sou-

(1) On m'a montré à Londres des planches explicatives d'un travail de M. le docteur Yelloly sur *l'injection veineuse de la membrane interne de l'estomac*, inséré, je crois, dans le 4e volume des *Transactions médico-*

vent la muqueuse stomacale dans les anévrysmes des cavités droites du cœur, est-elle toujours un effet de la phlegmasie? Je ne prétends pas, sans doute, que le choléra ne puisse passer à la gastro-entérite et cette inflammation laisser des traces sur le cadavre; mais je répugne à considérer toute coloration rouge de l'intérieur du canal alimentaire comme un produit de l'inflammation. En effet, j'ai vu l'intestin rouge dans quelques cadavres de cholériques, et la muqueuse sans aucune injection, la rougeur étant due à la distension des vaisseaux sous-muqueux ou à des ecchymoses dans le tissu cellulaire dans lequel ils rampent. J'ai remarqué cela notamment dans quelques cadavres à la Pitié, à l'amphithéâtre de M. Louis, qui ne me connaît pas, et qui ignore peut-être que j'ai suivi ses dissections. J'ai lu, que la membrane interne du tube digestif est ramollie, détruite dans les cadavres des cholériques. Ici encore mon observation n'est pas confirmative du fait. J'ai trouvé souvent la muqueuse gastro-intestinale de ténacité normale, transparente, sans augmentation ni diminution d'épaisseur, mais recouverte d'une couche épaisse de mucus visqueux très adhérent à la membrane, s'en laissant difficilement séparer par le râclage, à moins qu'on n'eût laissé l'intestin séjourner pendant quelques heures dans l'eau. Au premier abord on aurait pris facilement ce mucus ainsi épaissi pour le détritus de la membrane, et j'aurais moi-même commis cette

chirurgicales. Ces planches, exécutées avec le plus grand soin, représentent un grand nombre d'estomacs de criminels morts sur l'échafaud, et n'ayant jamais pendant leur vie offert de symptômes de gastro-entérite. Nous les avons comparés avec des estomacs de cholériques rouges et congestés à l'intérieur, et y avons remarqué la plus frappante ressemblance.

faute sans les avertissemens de M. le professeur Serres.

Non, le choléra n'est pas *de sa nature* une inflammation muqueuse. On a beau concevoir la gastro-entérite étendue depuis la bouche jusqu'à l'anus, on ne rendra jamais un compte satisfaisant des symptômes avec lesquels cette formidable maladie se dessine toujours.

On n'est pas plus avancé en l'appelant une *affection nerveuse;* et cette dénomination a, indépendamment de son inexactitude et de son vague, le grand inconvénient de ne fournir aucune donnée pour les indications curatives. Que le système nerveux est profondément altéré dans le choléra, c'est un fait incontestable. Eh! quelle est la maladie grave dont on ne doive en dire autant? Mais, loin qu'il soit uniformément affecté dans son ensemble, il l'est différemment et contradictoirement dans ses différens centres. La portion de matière nerveuse chargée des fonctions intellectuelles et affectives reste inaltérée. Si, dans le cours de la maladie, elles s'exécutent avec paresse et imperfection, c'est que, pénétré de sang noir comme tous les autres tissus, le cerveau perd la faculté de réagir convenablement : les cordons de la moelle, où s'implantent les racines motrices des nerfs rachidiens, sont surirrités, de là les crampes et les contractions tétaniques; les ganglions cardiaques et pulmonaires sont frappés de stupeur et d'atonie; ils n'élaborent ni ne transmettent plus l'influx nerveux, et le cœur cesse ses mouvemens; dans le poumon le sang ne s'artérialise plus; la portion nerveuse, au contraire, qui préside aux sécrétions et exhalations dans le canal alimentaire est dans un tel dégré de surirritation, que, sous leur influence, des flots de liquide sont incessamment versés sur la muqueuse gastro-intestinale qu'il tiraille et fatigue par sa présence, et dont le sens gastro-intestinal sollicite et provoque sans relâche l'évacuation, d'où vomissemens et selles.

C'est en cela, selon moi, que consiste la véritable nature du choléra; dans la répartition inégale, morbide, et la dépravation subséquente de l'action nerveuse dans le système des ganglions. Un principe inconnu quelconque, suspendu dans l'atmosphère, ou exhalé par la terre, ou provenant je ne sais d'où, pénètre dans l'économie, passe sur tout le système nerveux avec la rapidité de la foudre, y détermine, selon toutes les apparences, une excitation forte, mais si fugitive, si instantanée, qu'on ne peut en suivre l'action, épuise soudain l'irritabilité des ganglions thoraciques et l'accumule sur la matière nerveuse qui préside aux exhalations et aux sécrétions grastro-intestinales. De là, langueur et bientôt annihilation de la circulation et de l'hématose, et vive, rapide et continuelle sursécrétion dans le tube digestif. *L'irritabilité de la muqueuse gastro-intestinale est considérablement exaltée*, c'est un point des plus importans à reconnaître, car il domine toute la thérapeutique, mais il n'y a pas pour cela *inflammation*. L'accumulation du sang rouge et artériel dans les tissus, signe pathognomonique et essentiel de toute phlegmasie, n'existe pas. Au contraire, quand à l'aide de la réaction excitée dans l'organisme par le principe conservateur, des congestions artérielles, des phlegmasies surviennent, la sursécrétion diminue, change de nature, s'arrête, le pouls reparaît, les contractions du cœur, de confuses et tremblottantes, deviennent distinctes, larges, souvent impétueuses, et un nouvel ordre de phénomènes, un autre mode de processus pathologique vient d'apparaître. Sans cette insurrection de l'organisme contre le principe qui l'opprime et menace son existence, je ne crois pas de guérison possible. Je n'aime pas les comparaisons, je sais combien en général elles clochent, sans cela j'en ferais volontiers une entre la fièvre pernicieuse algide et le choléra : dans l'un comme dans l'autre, s'il ne survient pas une période de réaction ou d'expansion, c'en est fait de la vie de l'individu.

Une forme maladive de la ressemblance de laquelle avec le choléra on est singulièrement frappé, c'est la forme hémorrhagique. Il est très probable que d'autres médecins avant moi auront fait la même réflexion. Les traits d'analogie sont aussi nombreux qu'exacts, et ceux-là ne seraient peut-être pas éloignés de la vérité qui chercheraient la cause prochaine du choléra dans une *hémorrhagie blanche des intestins;* hémorrhagie *extrêmement étendue,* puisqu'elle occupe toute la longueur du canal intestinal ; hémorrhagie *excessivement abondante,* puisque, malgré l'expulsion incessante de son produit, elle continue à remplir tout le canal. Cette manière de voir ne serait pas en opposition avec celle que je viens d'émettre plus haut, seulement elle la simplifierait et circonscrirait plus exactement le théâtre primitif de la maladie. Je ne donnerai pas pour le moment plus de développement à cette idée, que je me propose d'examiner et d'approfondir ultérieurement. Je me contenterai aujourd'hui de faire remarquer :

1°. Que l'analyse chimique du liquide couleur de riz versé dans les intestins pendant le choléra y démontre, à l'exception de la matière colorante, tous les élémens du sang, avec prédominance toutefois du sérum.

2°. Que dans les hémorrhagies internes soudaines et abondantes on observe à un degré plus ou moins élevé tous les symptômes les plus saillans du choléra, sans en excepter les crampes. L'absence de la matière colorante en tout ou en partie dans le sang extravasé chez les cholériques, explique la différence des teintes de la peau dans l'hémorrhagie et le choléra; elle dit aussi pourquoi, décolorée et pâle chez l'hémorrhagique, le tissu musculaire est chez le cholérique noir et poisseux.

3°. Que le liquide versé dans le tube digestif, quoique d'ordinaire blanc, est souvent rosé, quelquefois comme du chocolat et d'autres fois encore comme de la lie de vin, variété de coloration qui ne peut dépendre que de celle des proportions dans lesquelles la matière colorante du sang entre dans la composition de ce liquide.

Voici maintenant à quelles conséquences thérapeutiques ma théorie me conduit.

Dans la période *algide* ou de *collapsus*, deux indications se présentent : *réveiller l'action des centres nerveux cardiaque et pulmonaire : apaiser l'irritabilité de l'appareil sécréteur gastro-intestinal.*

Pour remplir la première, je recommanderais les frictions éthérées, spiritueuses, ammoniacales sur la colonne vertébrale et des cataplasmes brûlans aux extrémités, surtout inférieures : si la sensibilité cérébrale n'est pas trop exaltée (comme cela se rencontre quelquefois), le moyen employé par M. Petit, de l'Hôtel-Dieu, imité par M. Bouillaud à la Pitié, et qui consiste à repasser avec un fer chaud une compresse, trempée dans l'ammoniaque liquide et de l'huile de térébenthine, appliquée le long de la colonne vertébrale. Je pense que l'opium serait encore ici tout particulièrement à sa place comme ayant une action excitante spéciale sur le cœur. Si l'irritation gastrique n'en conn'indiquait pas l'emploi à l'intérieur, je le donnerais à doses très minimes et réfractées, un cinquième ou un huitième de grain d'extrait toutes les demi-heures, et plus souvent si l'estomac le supportait. S'il était repoussé par le gaster, je l'emploierais pas la voie endermique, soit en frictions, soit en épithème, ou de toute autre manière propre à le faire absorber. Je l'administrerais de même en lavemens.

Pour échauffer le corps, j'emploierais, indépendamment des couvertures de laine, des briques chaudes, des cataplasmes, et de tant d'autres moyens indiqués partout, un appareil fort simple que j'ai vu employer dans les hôpitaux des cholériques à Londres : c'est un tube de métal coudé et terminé inférieurement par un entonnoir, dans lequel s'adapte une lampe à l'huile de térébenthine ou à l'esprit de vin. Ce moyen me semblerait avoir plus d'efficacité encore, si l'air chaud était reçu dans une espèce de sac de taffetas gommé qui envelopperait le malade. De concert avec cette excitation cutanée, il faut faire marcher la sédation de l'irritation sécrétoire des intestins, et c'est ce que fera le mieux la glace ou les boissons glacées. On sait quels incomparables effets l'action du froid produit dans le traitement des hémorrhagies. J'apprends que M. le docteur Treille, chirurgien-major au corps des pompiers à Paris, a fait, dès le mois de septembre dernier, usage de ce moyen dans un choléra sporadique qui régna dans ce corps. Il ne faut pas perdre de vue, qu'indépendamment de la grave atteinte portée à la vie par l'usure et la perturbation de l'action nerveuse dans le choléra, les pertes matérielles qu'éprouve l'économie par l'abondante et la soudaine élimination du sérum du sang, la plongent dans une faiblesse profonde et bientôt irréparable pour peu qu'elles continuent. A cela il faut ajouter que, privé de cet élément, le sang devient plus épais, circule moins facilement, ce qui favorise les congestions.

Jugez par là de quelle importance il est d'apaiser le tumulte dont le tube digestif est le siége, de changer le mode d'irritation qui y domine, et d'arrêter ainsi un débordement avec la continuation duquel la vie ne peut se prolonger ; et quelle confiance mérite la conduite de ces médecins qui favorisent ces évacuations, croyant remplir ainsi le vœu de la nature : *Quò natura vergit eò est ducenda !*

Je pense que l'opium peut encore être très recommandable pour parvenir à ce résultat, pourvu que l'estomac le supporte. On sait de quelle utilité il est en général dans les flux muqueux.

Je crois encore, que c'est en appelant les liquides au dehors, en déterminant un travail fluxionnaire sur la peau, que, dans cette période de la maladie, la saignée capillaire est d'un si grand secours : faite en temps opportun, elle doit produire les effets les plus salutaires.

On conçoit aisément que, d'après mes idées, les excitans à l'intérieur, les spiritueux, les alcoholiques, les stimulans, dits diffusibles par l'école de Brown (à l'exception toutefois de l'opium), doivent rarement et exceptionnellement trouver leur application dans le traitement du choléra.

Lorsque, à l'aide des moyens indiqués plus haut, le mouvement d'expansion s'opère, que le cœur et les poumons récupèrent leurs fonctions et qu'il survient une réaction, alors les indications changent. Elles doivent varier en raison du degré de la réaction, et du siége où les congestions se forment : il peut survenir alors des encéphalites, des pneumonites, des gastro-entérites. Le praticien les reconnaîtra aisément et les traitera d'après ses vues.

Il y a ici cependant une réflexion importante à faire au sujet des congestions de l'encéphale. Souvent j'ai vu, tant à Londres qu'ici, les malades demeurer dans une stupeur profonde, alors que la réaction était bien établie, le pouls relevé, la peau chaude et colorée, et ce phénomène a toujours été considéré comme de mauvais augure. Je partage cette opinion: mais ne juge nullement cette congestion active, due à un appel fait au sang par la pulpe cérébrale surexcitée. Je la crois passive et la stupeur dépendante de la présence du sang noir dans les vaisseaux de l'encéphale. C'est ici que les expériences sur la présence du sang noir dans le cerveau, faites par Bichat, doivent trouver leur application. En effet, il n'y a ni délire, ni mouvemens spasmodiques, ni contractures, aucun signe, en un mot, d'irritation du cerveau. Il y a plutôt paresse que trouble dans les actes intellectuels. Nous avons observé un fait singulier dans les salles de l'Hôtel-Dieu. Une femme plongée dans cette stupeur, ne répondant à aucune des questions qui lui étaient adressées, M. Magendie ordonna qu'on lui promènerait le marteau chauffé sur l'épigastre; sur-le-champ elle s'éveilla brusquement de sa stupeur et se récria vivement contre cette médication, comme étant trop douloureuse.

Pressé par le temps, je ne puis qu'indiquer sommairement mes idées sur la nature et énoncer quelques généralités sur le traitement du choléra.

Disons cependant, avant de finir, quelques mots sur les signes précurseurs de la maladie et les moyens de s'en préserver.

Quand on habite un endroit infecté du choléra ou voisin de ceux où il règne, il est bon de surveiller soigneusement sa santé et de combattre dès l'abord les accidens les plus légers en apparence, sans cependant s'en effrayer; car s'il est utile de ne pas craindre le choléra, il serait bien imprudent de le braver. En conséquence, il ne faut pas rester indifférent à un dérangement quelconque de la digestion, surtout s'il s'accompagne de dévoiement ou de diarhée, car ce symptôme précède presque toujours le choléra, et spécialement s'il existe en même temps du malaise, de la faiblesse, ou seulement de la fatigue ou des maux de tête. Dans le cas où ces accidens se manifesteraient, il faut se mettre à la diète absolue, ou diminuer au moins de moitié la quantité habituelle de ses alimens; se tenir chaudement et prendre quelques tasses d'eau de tilleul ou de mélisse gommée et sucrée. Si le dévoiement ne cédait pas, ajouter à ce thé quelques gouttes, deux, trois ou quatre de laudanum liquide, et consulter sur-le-champ un médecin; car c'est dans cette période qu'il est encore facile d'arrêter la marche de la maladie et de se garantir de ses funestes suites : des sangsues à l'épigastre et à l'anus, la diète, la tiédeur du lit y parviennent très-souvent. Je le répète, parce que de nombreux exemples m'en ont donné la démonstration : il est bien plus aisé de prévenir le choléra que de le guérir; mais, pour cet effet, il faut l'attaquer dès son origine, et je fais, moi, bien plus de cas d'un médecin qui empêche, chez le grand nombre, la maladie d'éclater, quand il ne devrait être censé que d'avoir guéri la *cholérine*, que de celui qui, par-ci par-là, sauve un cholérique. Si, après l'emploi de ces moyens, il survient de la moiteur à la peau, il faut soigneusement l'entretenir, et, pour cet effet, garder le lit et favoriser la transpiration par des boissons chaudes.

Les moyens hygiéniques propres à se préserver du choléra, sont :

1°. De manger peu.

2°. De ne prendre aucun des alimens dont l'expérience nous aura appris que nous faisons difficilement la digestion. Sous ce rapport, il faut que chacun soit son propre médecin; car il y a tant de variété dans l'irritabilité stomacale des différens individus, qu'il serait peu raisonnable de recommander à tous la même nourriture : tel est constipé par le lait, tel autre purgé : la viande blanche pèse à celui qui digère parfaitement les noires : je connais des gens à qui le riz donne constamment des indigestions. On a cependant généralement observé que les végétaux ou les fruits pris en quantité sont nuisibles.

3°. Se garantir du froid, surtout aux pieds et au ventre. On sait combien la suppression de l'action cutanée augmente l'irritabilité du tube digestif. Pour cet effet, se bien couvrir, ne sortir de grand matin ou la nuit, qu'autant que c'est indispensable et toujours bien vêtu et porter une ceinture de flanelle.

4°. Éviter les fatigues tant morales que physiques; surtout ne faire d'excès d'*aucune espèce.*

5°. Fuir les sociétés nombreuses, les salons très fréquentés, en un mot, tous les endroits où une grande accumulation d'hommes vicie l'air ; mais s'entourer en revanche de quelques amis.

6°. Éviter toutes les émotions un peu vives, car le moindre ébranlement des centres nerveux peut produire le choléra. Pour cet effet, ne parler de cette maladie que le moins possible, et n'en pas faire, comme je le vois journellement, le sujet de toutes les conversations.

Aux personnes qui réchappent du choléra on ne saurait recommander trop de soins et de précautions ; car il n'est pas de maladie dont la convalescence soit plus incertaine , plus menacée d'accidens et plus difficile à conduire. On est généralement d'accord, et une triste conformité dans l'expérience a enfanté celle dans les opinions, que les rechutes sont presque toujours fatales aux cholériques. Pour s'en mettre à l'abri, ils doivent encore, pendant un très long temps, observer dans leur régime les plus grands ménagemens, et les mêmes précautions, que nous avons indiquées plus haut comme préservatives du choléra, le sont également du retour de la maladie. On n'en finirait pas si on voulait citer les exemples de ceux qu'une légère, et, en apparence, très innocente imprudence, commise pendant la convalescence du choléra, soit en se permettant d'augmenter ou de changer ses alimens, soit en s'exposant à l'action de l'air, soit en cédant à la sollicitation d'autres appétits, a conduits au tombeau. Je crois les avis du médecin aussi nécessaires pour diriger la convalescence que pour traiter la maladie.

FIN.

www.ingramcontent.com/pod-product-compliance
Ingram Content Group UK Ltd.
Pitfield, Milton Keynes, MK11 3LW, UK
UKHW012129240726
13965UKWH00005B/2066